Personal Data

Name
Phone
Adress

In case of emergency
Please contavt

Name
Phone
Adress

Essential Contacts

Doctor
Pharmacy
Eye Clinic
Dentist

Name
Cell:
Work:
Home:
Email:
Others:

Name
Cell:
Work:
Home:
Email:
Others:

Notes

Week Starting: ________ **Week Finish:** ________

Medication & daily dosage	Time	Mon	Tue	Wed	Thu	Fri	Sat	Sun
	am.	☐	☐	☐	☐	☐	☐	☐
	am.	☐	☐	☐	☐	☐	☐	☐
	pm.	☐	☐	☐	☐	☐	☐	☐
	pm.	☐	☐	☐	☐	☐	☐	☐
	am.	☐	☐	☐	☐	☐	☐	☐
	am.	☐	☐	☐	☐	☐	☐	☐
	pm.	☐	☐	☐	☐	☐	☐	☐
	pm.	☐	☐	☐	☐	☐	☐	☐
	am.	☐	☐	☐	☐	☐	☐	☐
	am.	☐	☐	☐	☐	☐	☐	☐
	pm.	☐	☐	☐	☐	☐	☐	☐
	pm.	☐	☐	☐	☐	☐	☐	☐
	am.	☐	☐	☐	☐	☐	☐	☐
	am.	☐	☐	☐	☐	☐	☐	☐
	pm.	☐	☐	☐	☐	☐	☐	☐
	pm.	☐	☐	☐	☐	☐	☐	☐
	am.	☐	☐	☐	☐	☐	☐	☐
	am.	☐	☐	☐	☐	☐	☐	☐
	pm.	☐	☐	☐	☐	☐	☐	☐
	pm.	☐	☐	☐	☐	☐	☐	☐
	am.	☐	☐	☐	☐	☐	☐	☐
	am.	☐	☐	☐	☐	☐	☐	☐
	pm.	☐	☐	☐	☐	☐	☐	☐
	pm.	☐	☐	☐	☐	☐	☐	☐
	am.	☐	☐	☐	☐	☐	☐	☐
	am.	☐	☐	☐	☐	☐	☐	☐
	pm.	☐	☐	☐	☐	☐	☐	☐
	pm.	☐	☐	☐	☐	☐	☐	☐

Notes

Week Starting: ________ **Week Finish:** ________

Medication & daily dosage	Time	Mon	Tue	Wed	Thu	Fri	Sat	Sun
	am.	☐	☐	☐	☐	☐	☐	☐
	am.	☐	☐	☐	☐	☐	☐	☐
	pm.	☐	☐	☐	☐	☐	☐	☐
	pm.	☐	☐	☐	☐	☐	☐	☐
	am.	☐	☐	☐	☐	☐	☐	☐
	am.	☐	☐	☐	☐	☐	☐	☐
	pm.	☐	☐	☐	☐	☐	☐	☐
	pm.	☐	☐	☐	☐	☐	☐	☐
	am.	☐	☐	☐	☐	☐	☐	☐
	am.	☐	☐	☐	☐	☐	☐	☐
	pm.	☐	☐	☐	☐	☐	☐	☐
	pm.	☐	☐	☐	☐	☐	☐	☐
	am.	☐	☐	☐	☐	☐	☐	☐
	am.	☐	☐	☐	☐	☐	☐	☐
	pm.	☐	☐	☐	☐	☐	☐	☐
	pm.	☐	☐	☐	☐	☐	☐	☐
	am.	☐	☐	☐	☐	☐	☐	☐
	am.	☐	☐	☐	☐	☐	☐	☐
	pm.	☐	☐	☐	☐	☐	☐	☐
	pm.	☐	☐	☐	☐	☐	☐	☐
	am.	☐	☐	☐	☐	☐	☐	☐
	am.	☐	☐	☐	☐	☐	☐	☐
	pm.	☐	☐	☐	☐	☐	☐	☐
	pm.	☐	☐	☐	☐	☐	☐	☐
	am.	☐	☐	☐	☐	☐	☐	☐
	am.	☐	☐	☐	☐	☐	☐	☐
	pm.	☐	☐	☐	☐	☐	☐	☐
	pm.	☐	☐	☐	☐	☐	☐	☐

Notes

Week Starting: ________ **Week Finish:** ________

Medication & daily dosage	Time	Mon	Tue	Wed	Thu	Fri	Sat	Sun
	am.	☐	☐	☐	☐	☐	☐	☐
	am.	☐	☐	☐	☐	☐	☐	☐
	pm.	☐	☐	☐	☐	☐	☐	☐
	pm.	☐	☐	☐	☐	☐	☐	☐
	am.	☐	☐	☐	☐	☐	☐	☐
	am.	☐	☐	☐	☐	☐	☐	☐
	pm.	☐	☐	☐	☐	☐	☐	☐
	pm.	☐	☐	☐	☐	☐	☐	☐
	am.	☐	☐	☐	☐	☐	☐	☐
	am.	☐	☐	☐	☐	☐	☐	☐
	pm.	☐	☐	☐	☐	☐	☐	☐
	pm.	☐	☐	☐	☐	☐	☐	☐
	am.	☐	☐	☐	☐	☐	☐	☐
	am.	☐	☐	☐	☐	☐	☐	☐
	pm.	☐	☐	☐	☐	☐	☐	☐
	pm.	☐	☐	☐	☐	☐	☐	☐
	am.	☐	☐	☐	☐	☐	☐	☐
	am.	☐	☐	☐	☐	☐	☐	☐
	pm.	☐	☐	☐	☐	☐	☐	☐
	pm.	☐	☐	☐	☐	☐	☐	☐
	am.	☐	☐	☐	☐	☐	☐	☐
	am.	☐	☐	☐	☐	☐	☐	☐
	pm.	☐	☐	☐	☐	☐	☐	☐
	pm.	☐	☐	☐	☐	☐	☐	☐
	am.	☐	☐	☐	☐	☐	☐	☐
	am.	☐	☐	☐	☐	☐	☐	☐
	pm.	☐	☐	☐	☐	☐	☐	☐
	pm.	☐	☐	☐	☐	☐	☐	☐

Notes

Week Starting:________ **Week Finish:** ________

Medication & daily dosage	Time	Mon	Tue	Wed	Thu	Fri	Sat	Sun
	am.	☐	☐	☐	☐	☐	☐	☐
	am.	☐	☐	☐	☐	☐	☐	☐
	pm.	☐	☐	☐	☐	☐	☐	☐
	pm.	☐	☐	☐	☐	☐	☐	☐
	am.	☐	☐	☐	☐	☐	☐	☐
	am.	☐	☐	☐	☐	☐	☐	☐
	pm.	☐	☐	☐	☐	☐	☐	☐
	pm.	☐	☐	☐	☐	☐	☐	☐
	am.	☐	☐	☐	☐	☐	☐	☐
	am.	☐	☐	☐	☐	☐	☐	☐
	pm.	☐	☐	☐	☐	☐	☐	☐
	pm.	☐	☐	☐	☐	☐	☐	☐
	am.	☐	☐	☐	☐	☐	☐	☐
	am.	☐	☐	☐	☐	☐	☐	☐
	pm.	☐	☐	☐	☐	☐	☐	☐
	pm.	☐	☐	☐	☐	☐	☐	☐
	am.	☐	☐	☐	☐	☐	☐	☐
	am.	☐	☐	☐	☐	☐	☐	☐
	pm.	☐	☐	☐	☐	☐	☐	☐
	pm.	☐	☐	☐	☐	☐	☐	☐
	am.	☐	☐	☐	☐	☐	☐	☐
	am.	☐	☐	☐	☐	☐	☐	☐
	pm.	☐	☐	☐	☐	☐	☐	☐
	pm.	☐	☐	☐	☐	☐	☐	☐
	am.	☐	☐	☐	☐	☐	☐	☐
	am.	☐	☐	☐	☐	☐	☐	☐
	pm.	☐	☐	☐	☐	☐	☐	☐
	pm.	☐	☐	☐	☐	☐	☐	☐

Notes

Week Starting:________ Week Finish: ________

Medication & daily dosage	Time	Mon	Tue	Wed	Thu	Fri	Sat	Sun
	am.	☐	☐	☐	☐	☐	☐	☐
	am.	☐	☐	☐	☐	☐	☐	☐
	pm.	☐	☐	☐	☐	☐	☐	☐
	pm.	☐	☐	☐	☐	☐	☐	☐
	am.	☐	☐	☐	☐	☐	☐	☐
	am.	☐	☐	☐	☐	☐	☐	☐
	pm.	☐	☐	☐	☐	☐	☐	☐
	pm.	☐	☐	☐	☐	☐	☐	☐
	am.	☐	☐	☐	☐	☐	☐	☐
	am.	☐	☐	☐	☐	☐	☐	☐
	pm.	☐	☐	☐	☐	☐	☐	☐
	pm.	☐	☐	☐	☐	☐	☐	☐
	am.	☐	☐	☐	☐	☐	☐	☐
	am.	☐	☐	☐	☐	☐	☐	☐
	pm.	☐	☐	☐	☐	☐	☐	☐
	pm.	☐	☐	☐	☐	☐	☐	☐
	am.	☐	☐	☐	☐	☐	☐	☐
	am.	☐	☐	☐	☐	☐	☐	☐
	pm.	☐	☐	☐	☐	☐	☐	☐
	pm.	☐	☐	☐	☐	☐	☐	☐
	am.	☐	☐	☐	☐	☐	☐	☐
	am.	☐	☐	☐	☐	☐	☐	☐
	pm.	☐	☐	☐	☐	☐	☐	☐
	pm.	☐	☐	☐	☐	☐	☐	☐
	am.	☐	☐	☐	☐	☐	☐	☐
	am.	☐	☐	☐	☐	☐	☐	☐
	pm.	☐	☐	☐	☐	☐	☐	☐
	pm.	☐	☐	☐	☐	☐	☐	☐

Notes

Week Starting:________ **Week Finish:** ________

Medication & daily dosage	Time	Mon	Tue	Wed	Thu	Fri	Sat	Sun
	am.	☐	☐	☐	☐	☐	☐	☐
	am.	☐	☐	☐	☐	☐	☐	☐
	pm.	☐	☐	☐	☐	☐	☐	☐
	pm.	☐	☐	☐	☐	☐	☐	☐
	am.	☐	☐	☐	☐	☐	☐	☐
	am.	☐	☐	☐	☐	☐	☐	☐
	pm.	☐	☐	☐	☐	☐	☐	☐
	pm.	☐	☐	☐	☐	☐	☐	☐
	am.	☐	☐	☐	☐	☐	☐	☐
	am.	☐	☐	☐	☐	☐	☐	☐
	pm.	☐	☐	☐	☐	☐	☐	☐
	pm.	☐	☐	☐	☐	☐	☐	☐
	am.	☐	☐	☐	☐	☐	☐	☐
	am.	☐	☐	☐	☐	☐	☐	☐
	pm.	☐	☐	☐	☐	☐	☐	☐
	pm.	☐	☐	☐	☐	☐	☐	☐
	am.	☐	☐	☐	☐	☐	☐	☐
	am.	☐	☐	☐	☐	☐	☐	☐
	pm.	☐	☐	☐	☐	☐	☐	☐
	pm.	☐	☐	☐	☐	☐	☐	☐
	am.	☐	☐	☐	☐	☐	☐	☐
	am.	☐	☐	☐	☐	☐	☐	☐
	pm.	☐	☐	☐	☐	☐	☐	☐
	pm.	☐	☐	☐	☐	☐	☐	☐
	am.	☐	☐	☐	☐	☐	☐	☐
	am.	☐	☐	☐	☐	☐	☐	☐
	pm.	☐	☐	☐	☐	☐	☐	☐
	pm.	☐	☐	☐	☐	☐	☐	☐

Notes

Week Starting:________ Week Finish: ________

Medication & daily dosage	Time	Mon	Tue	Wed	Thu	Fri	Sat	Sun
	am.	☐	☐	☐	☐	☐	☐	☐
	am.	☐	☐	☐	☐	☐	☐	☐
	pm.	☐	☐	☐	☐	☐	☐	☐
	pm.	☐	☐	☐	☐	☐	☐	☐
	am.	☐	☐	☐	☐	☐	☐	☐
	am.	☐	☐	☐	☐	☐	☐	☐
	pm.	☐	☐	☐	☐	☐	☐	☐
	pm.	☐	☐	☐	☐	☐	☐	☐
	am.	☐	☐	☐	☐	☐	☐	☐
	am.	☐	☐	☐	☐	☐	☐	☐
	pm.	☐	☐	☐	☐	☐	☐	☐
	pm.	☐	☐	☐	☐	☐	☐	☐
	am.	☐	☐	☐	☐	☐	☐	☐
	am.	☐	☐	☐	☐	☐	☐	☐
	pm.	☐	☐	☐	☐	☐	☐	☐
	pm.	☐	☐	☐	☐	☐	☐	☐
	am.	☐	☐	☐	☐	☐	☐	☐
	am.	☐	☐	☐	☐	☐	☐	☐
	pm.	☐	☐	☐	☐	☐	☐	☐
	pm.	☐	☐	☐	☐	☐	☐	☐
	am.	☐	☐	☐	☐	☐	☐	☐
	am.	☐	☐	☐	☐	☐	☐	☐
	pm.	☐	☐	☐	☐	☐	☐	☐
	pm.	☐	☐	☐	☐	☐	☐	☐
	am.	☐	☐	☐	☐	☐	☐	☐
	am.	☐	☐	☐	☐	☐	☐	☐
	pm.	☐	☐	☐	☐	☐	☐	☐
	pm.	☐	☐	☐	☐	☐	☐	☐

Notes

Week Starting:________ **Week Finish: ________**

Medication & daily dosage	Time	Mon	Tue	Wed	Thu	Fri	Sat	Sun
	am.	☐	☐	☐	☐	☐	☐	☐
	am.	☐	☐	☐	☐	☐	☐	☐
	pm.	☐	☐	☐	☐	☐	☐	☐
	pm.	☐	☐	☐	☐	☐	☐	☐
	am.	☐	☐	☐	☐	☐	☐	☐
	am.	☐	☐	☐	☐	☐	☐	☐
	pm.	☐	☐	☐	☐	☐	☐	☐
	pm.	☐	☐	☐	☐	☐	☐	☐
	am.	☐	☐	☐	☐	☐	☐	☐
	am.	☐	☐	☐	☐	☐	☐	☐
	pm.	☐	☐	☐	☐	☐	☐	☐
	pm.	☐	☐	☐	☐	☐	☐	☐
	am.	☐	☐	☐	☐	☐	☐	☐
	am.	☐	☐	☐	☐	☐	☐	☐
	pm.	☐	☐	☐	☐	☐	☐	☐
	pm.	☐	☐	☐	☐	☐	☐	☐
	am.	☐	☐	☐	☐	☐	☐	☐
	am.	☐	☐	☐	☐	☐	☐	☐
	pm.	☐	☐	☐	☐	☐	☐	☐
	pm.	☐	☐	☐	☐	☐	☐	☐
	am.	☐	☐	☐	☐	☐	☐	☐
	am.	☐	☐	☐	☐	☐	☐	☐
	pm.	☐	☐	☐	☐	☐	☐	☐
	pm.	☐	☐	☐	☐	☐	☐	☐
	am.	☐	☐	☐	☐	☐	☐	☐
	am.	☐	☐	☐	☐	☐	☐	☐
	pm.	☐	☐	☐	☐	☐	☐	☐
	pm.	☐	☐	☐	☐	☐	☐	☐

Notes

Week Starting:________ **Week Finish:** ________

Medication & daily dosage	Time	Mon	Tue	Wed	Thu	Fri	Sat	Sun
	am.	☐	☐	☐	☐	☐	☐	☐
	am.	☐	☐	☐	☐	☐	☐	☐
	pm.	☐	☐	☐	☐	☐	☐	☐
	pm.	☐	☐	☐	☐	☐	☐	☐
	am.	☐	☐	☐	☐	☐	☐	☐
	am.	☐	☐	☐	☐	☐	☐	☐
	pm.	☐	☐	☐	☐	☐	☐	☐
	pm.	☐	☐	☐	☐	☐	☐	☐
	am.	☐	☐	☐	☐	☐	☐	☐
	am.	☐	☐	☐	☐	☐	☐	☐
	pm.	☐	☐	☐	☐	☐	☐	☐
	pm.	☐	☐	☐	☐	☐	☐	☐
	am.	☐	☐	☐	☐	☐	☐	☐
	am.	☐	☐	☐	☐	☐	☐	☐
	pm.	☐	☐	☐	☐	☐	☐	☐
	pm.	☐	☐	☐	☐	☐	☐	☐
	am.	☐	☐	☐	☐	☐	☐	☐
	am.	☐	☐	☐	☐	☐	☐	☐
	pm.	☐	☐	☐	☐	☐	☐	☐
	pm.	☐	☐	☐	☐	☐	☐	☐
	am.	☐	☐	☐	☐	☐	☐	☐
	am.	☐	☐	☐	☐	☐	☐	☐
	pm.	☐	☐	☐	☐	☐	☐	☐
	pm.	☐	☐	☐	☐	☐	☐	☐
	am.	☐	☐	☐	☐	☐	☐	☐
	am.	☐	☐	☐	☐	☐	☐	☐
	pm.	☐	☐	☐	☐	☐	☐	☐
	pm.	☐	☐	☐	☐	☐	☐	☐

Notes

Week Starting:________ **Week Finish:** ________

Medication & daily dosage	Time	Mon	Tue	Wed	Thu	Fri	Sat	Sun
	am.	☐	☐	☐	☐	☐	☐	☐
	am.	☐	☐	☐	☐	☐	☐	☐
	pm.	☐	☐	☐	☐	☐	☐	☐
	pm.	☐	☐	☐	☐	☐	☐	☐
	am.	☐	☐	☐	☐	☐	☐	☐
	am.	☐	☐	☐	☐	☐	☐	☐
	pm.	☐	☐	☐	☐	☐	☐	☐
	pm.	☐	☐	☐	☐	☐	☐	☐
	am.	☐	☐	☐	☐	☐	☐	☐
	am.	☐	☐	☐	☐	☐	☐	☐
	pm.	☐	☐	☐	☐	☐	☐	☐
	pm.	☐	☐	☐	☐	☐	☐	☐
	am.	☐	☐	☐	☐	☐	☐	☐
	am.	☐	☐	☐	☐	☐	☐	☐
	pm.	☐	☐	☐	☐	☐	☐	☐
	pm.	☐	☐	☐	☐	☐	☐	☐
	am.	☐	☐	☐	☐	☐	☐	☐
	am.	☐	☐	☐	☐	☐	☐	☐
	pm.	☐	☐	☐	☐	☐	☐	☐
	pm.	☐	☐	☐	☐	☐	☐	☐
	am.	☐	☐	☐	☐	☐	☐	☐
	am.	☐	☐	☐	☐	☐	☐	☐
	pm.	☐	☐	☐	☐	☐	☐	☐
	pm.	☐	☐	☐	☐	☐	☐	☐
	am.	☐	☐	☐	☐	☐	☐	☐
	am.	☐	☐	☐	☐	☐	☐	☐
	pm.	☐	☐	☐	☐	☐	☐	☐
	pm.	☐	☐	☐	☐	☐	☐	☐

Notes

Week Starting:________ **Week Finish: ________**

Medication & daily dosage	Time	Mon	Tue	Wed	Thu	Fri	Sat	Sun
	am.	☐	☐	☐	☐	☐	☐	☐
	am.	☐	☐	☐	☐	☐	☐	☐
	pm.	☐	☐	☐	☐	☐	☐	☐
	pm.	☐	☐	☐	☐	☐	☐	☐
	am.	☐	☐	☐	☐	☐	☐	☐
	am.	☐	☐	☐	☐	☐	☐	☐
	pm.	☐	☐	☐	☐	☐	☐	☐
	pm.	☐	☐	☐	☐	☐	☐	☐
	am.	☐	☐	☐	☐	☐	☐	☐
	am.	☐	☐	☐	☐	☐	☐	☐
	pm.	☐	☐	☐	☐	☐	☐	☐
	pm.	☐	☐	☐	☐	☐	☐	☐
	am.	☐	☐	☐	☐	☐	☐	☐
	am.	☐	☐	☐	☐	☐	☐	☐
	pm.	☐	☐	☐	☐	☐	☐	☐
	pm.	☐	☐	☐	☐	☐	☐	☐
	am.	☐	☐	☐	☐	☐	☐	☐
	am.	☐	☐	☐	☐	☐	☐	☐
	pm.	☐	☐	☐	☐	☐	☐	☐
	pm.	☐	☐	☐	☐	☐	☐	☐
	am.	☐	☐	☐	☐	☐	☐	☐
	am.	☐	☐	☐	☐	☐	☐	☐
	pm.	☐	☐	☐	☐	☐	☐	☐
	pm.	☐	☐	☐	☐	☐	☐	☐
	am.	☐	☐	☐	☐	☐	☐	☐
	am.	☐	☐	☐	☐	☐	☐	☐
	pm.	☐	☐	☐	☐	☐	☐	☐
	pm.	☐	☐	☐	☐	☐	☐	☐

Notes

Week Starting:________   **Week Finish: ________**

Medication & daily dosage	Time	Mon	Tue	Wed	Thu	Fri	Sat	Sun
	am.	☐	☐	☐	☐	☐	☐	☐
	am.	☐	☐	☐	☐	☐	☐	☐
	pm.	☐	☐	☐	☐	☐	☐	☐
	pm.	☐	☐	☐	☐	☐	☐	☐
	am.	☐	☐	☐	☐	☐	☐	☐
	am.	☐	☐	☐	☐	☐	☐	☐
	pm.	☐	☐	☐	☐	☐	☐	☐
	pm.	☐	☐	☐	☐	☐	☐	☐
	am.	☐	☐	☐	☐	☐	☐	☐
	am.	☐	☐	☐	☐	☐	☐	☐
	pm.	☐	☐	☐	☐	☐	☐	☐
	pm.	☐	☐	☐	☐	☐	☐	☐
	am.	☐	☐	☐	☐	☐	☐	☐
	am.	☐	☐	☐	☐	☐	☐	☐
	pm.	☐	☐	☐	☐	☐	☐	☐
	pm.	☐	☐	☐	☐	☐	☐	☐
	am.	☐	☐	☐	☐	☐	☐	☐
	am.	☐	☐	☐	☐	☐	☐	☐
	pm.	☐	☐	☐	☐	☐	☐	☐
	pm.	☐	☐	☐	☐	☐	☐	☐
	am.	☐	☐	☐	☐	☐	☐	☐
	am.	☐	☐	☐	☐	☐	☐	☐
	pm.	☐	☐	☐	☐	☐	☐	☐
	pm.	☐	☐	☐	☐	☐	☐	☐
	am.	☐	☐	☐	☐	☐	☐	☐
	am.	☐	☐	☐	☐	☐	☐	☐
	pm.	☐	☐	☐	☐	☐	☐	☐
	pm.	☐	☐	☐	☐	☐	☐	☐

Notes

Week Starting:________ **Week Finish: ________**

Medication & daily dosage	Time	Mon	Tue	Wed	Thu	Fri	Sat	Sun
	am.	☐	☐	☐	☐	☐	☐	☐
	am.	☐	☐	☐	☐	☐	☐	☐
	pm.	☐	☐	☐	☐	☐	☐	☐
	pm.	☐	☐	☐	☐	☐	☐	☐
	am.	☐	☐	☐	☐	☐	☐	☐
	am.	☐	☐	☐	☐	☐	☐	☐
	pm.	☐	☐	☐	☐	☐	☐	☐
	pm.	☐	☐	☐	☐	☐	☐	☐
	am.	☐	☐	☐	☐	☐	☐	☐
	am.	☐	☐	☐	☐	☐	☐	☐
	pm.	☐	☐	☐	☐	☐	☐	☐
	pm.	☐	☐	☐	☐	☐	☐	☐
	am.	☐	☐	☐	☐	☐	☐	☐
	am.	☐	☐	☐	☐	☐	☐	☐
	pm.	☐	☐	☐	☐	☐	☐	☐
	pm.	☐	☐	☐	☐	☐	☐	☐
	am.	☐	☐	☐	☐	☐	☐	☐
	am.	☐	☐	☐	☐	☐	☐	☐
	pm.	☐	☐	☐	☐	☐	☐	☐
	pm.	☐	☐	☐	☐	☐	☐	☐
	am.	☐	☐	☐	☐	☐	☐	☐
	am.	☐	☐	☐	☐	☐	☐	☐
	pm.	☐	☐	☐	☐	☐	☐	☐
	pm.	☐	☐	☐	☐	☐	☐	☐
	am.	☐	☐	☐	☐	☐	☐	☐
	am.	☐	☐	☐	☐	☐	☐	☐
	pm.	☐	☐	☐	☐	☐	☐	☐
	pm.	☐	☐	☐	☐	☐	☐	☐

Notes

Week Starting:________ **Week Finish: ________**

Medication & daily dosage	Time	Mon	Tue	Wed	Thu	Fri	Sat	Sun
	am.	☐	☐	☐	☐	☐	☐	☐
	am.	☐	☐	☐	☐	☐	☐	☐
	pm.	☐	☐	☐	☐	☐	☐	☐
	pm.	☐	☐	☐	☐	☐	☐	☐
	am.	☐	☐	☐	☐	☐	☐	☐
	am.	☐	☐	☐	☐	☐	☐	☐
	pm.	☐	☐	☐	☐	☐	☐	☐
	pm.	☐	☐	☐	☐	☐	☐	☐
	am.	☐	☐	☐	☐	☐	☐	☐
	am.	☐	☐	☐	☐	☐	☐	☐
	pm.	☐	☐	☐	☐	☐	☐	☐
	pm.	☐	☐	☐	☐	☐	☐	☐
	am.	☐	☐	☐	☐	☐	☐	☐
	am.	☐	☐	☐	☐	☐	☐	☐
	pm.	☐	☐	☐	☐	☐	☐	☐
	pm.	☐	☐	☐	☐	☐	☐	☐
	am.	☐	☐	☐	☐	☐	☐	☐
	am.	☐	☐	☐	☐	☐	☐	☐
	pm.	☐	☐	☐	☐	☐	☐	☐
	pm.	☐	☐	☐	☐	☐	☐	☐
	am.	☐	☐	☐	☐	☐	☐	☐
	am.	☐	☐	☐	☐	☐	☐	☐
	pm.	☐	☐	☐	☐	☐	☐	☐
	pm.	☐	☐	☐	☐	☐	☐	☐
	am.	☐	☐	☐	☐	☐	☐	☐
	am.	☐	☐	☐	☐	☐	☐	☐
	pm.	☐	☐	☐	☐	☐	☐	☐
	pm.	☐	☐	☐	☐	☐	☐	☐

Notes

Week Starting:________ Week Finish: ________

Medication & daily dosage	Time	Mon	Tue	Wed	Thu	Fri	Sat	Sun
	am.	☐	☐	☐	☐	☐	☐	☐
	am.	☐	☐	☐	☐	☐	☐	☐
	pm.	☐	☐	☐	☐	☐	☐	☐
	pm.	☐	☐	☐	☐	☐	☐	☐
	am.	☐	☐	☐	☐	☐	☐	☐
	am.	☐	☐	☐	☐	☐	☐	☐
	pm.	☐	☐	☐	☐	☐	☐	☐
	pm.	☐	☐	☐	☐	☐	☐	☐
	am.	☐	☐	☐	☐	☐	☐	☐
	am.	☐	☐	☐	☐	☐	☐	☐
	pm.	☐	☐	☐	☐	☐	☐	☐
	pm.	☐	☐	☐	☐	☐	☐	☐
	am.	☐	☐	☐	☐	☐	☐	☐
	am.	☐	☐	☐	☐	☐	☐	☐
	pm.	☐	☐	☐	☐	☐	☐	☐
	pm.	☐	☐	☐	☐	☐	☐	☐
	am.	☐	☐	☐	☐	☐	☐	☐
	am.	☐	☐	☐	☐	☐	☐	☐
	pm.	☐	☐	☐	☐	☐	☐	☐
	pm.	☐	☐	☐	☐	☐	☐	☐
	am.	☐	☐	☐	☐	☐	☐	☐
	am.	☐	☐	☐	☐	☐	☐	☐
	pm.	☐	☐	☐	☐	☐	☐	☐
	pm.	☐	☐	☐	☐	☐	☐	☐
	am.	☐	☐	☐	☐	☐	☐	☐
	am.	☐	☐	☐	☐	☐	☐	☐
	pm.	☐	☐	☐	☐	☐	☐	☐
	pm.	☐	☐	☐	☐	☐	☐	☐

Notes

Week Starting:________ **Week Finish: ________**

Medication & daily dosage	Time	Mon	Tue	Wed	Thu	Fri	Sat	Sun
	am.	☐	☐	☐	☐	☐	☐	☐
	am.	☐	☐	☐	☐	☐	☐	☐
	pm.	☐	☐	☐	☐	☐	☐	☐
	pm.	☐	☐	☐	☐	☐	☐	☐
	am.	☐	☐	☐	☐	☐	☐	☐
	am.	☐	☐	☐	☐	☐	☐	☐
	pm.	☐	☐	☐	☐	☐	☐	☐
	pm.	☐	☐	☐	☐	☐	☐	☐
	am.	☐	☐	☐	☐	☐	☐	☐
	am.	☐	☐	☐	☐	☐	☐	☐
	pm.	☐	☐	☐	☐	☐	☐	☐
	pm.	☐	☐	☐	☐	☐	☐	☐
	am.	☐	☐	☐	☐	☐	☐	☐
	am.	☐	☐	☐	☐	☐	☐	☐
	pm.	☐	☐	☐	☐	☐	☐	☐
	pm.	☐	☐	☐	☐	☐	☐	☐
	am.	☐	☐	☐	☐	☐	☐	☐
	am.	☐	☐	☐	☐	☐	☐	☐
	pm.	☐	☐	☐	☐	☐	☐	☐
	pm.	☐	☐	☐	☐	☐	☐	☐
	am.	☐	☐	☐	☐	☐	☐	☐
	am.	☐	☐	☐	☐	☐	☐	☐
	pm.	☐	☐	☐	☐	☐	☐	☐
	pm.	☐	☐	☐	☐	☐	☐	☐
	am.	☐	☐	☐	☐	☐	☐	☐
	am.	☐	☐	☐	☐	☐	☐	☐
	pm.	☐	☐	☐	☐	☐	☐	☐
	pm.	☐	☐	☐	☐	☐	☐	☐

Notes

Week Starting:________ Week Finish: ________

Medication & daily dosage	Time	Mon	Tue	Wed	Thu	Fri	Sat	Sun
	am.	☐	☐	☐	☐	☐	☐	☐
	am.	☐	☐	☐	☐	☐	☐	☐
	pm.	☐	☐	☐	☐	☐	☐	☐
	pm.	☐	☐	☐	☐	☐	☐	☐
	am.	☐	☐	☐	☐	☐	☐	☐
	am.	☐	☐	☐	☐	☐	☐	☐
	pm.	☐	☐	☐	☐	☐	☐	☐
	pm.	☐	☐	☐	☐	☐	☐	☐
	am.	☐	☐	☐	☐	☐	☐	☐
	am.	☐	☐	☐	☐	☐	☐	☐
	pm.	☐	☐	☐	☐	☐	☐	☐
	pm.	☐	☐	☐	☐	☐	☐	☐
	am.	☐	☐	☐	☐	☐	☐	☐
	am.	☐	☐	☐	☐	☐	☐	☐
	pm.	☐	☐	☐	☐	☐	☐	☐
	pm.	☐	☐	☐	☐	☐	☐	☐
	am.	☐	☐	☐	☐	☐	☐	☐
	am.	☐	☐	☐	☐	☐	☐	☐
	pm.	☐	☐	☐	☐	☐	☐	☐
	pm.	☐	☐	☐	☐	☐	☐	☐
	am.	☐	☐	☐	☐	☐	☐	☐
	am.	☐	☐	☐	☐	☐	☐	☐
	pm.	☐	☐	☐	☐	☐	☐	☐
	pm.	☐	☐	☐	☐	☐	☐	☐
	am.	☐	☐	☐	☐	☐	☐	☐
	am.	☐	☐	☐	☐	☐	☐	☐
	pm.	☐	☐	☐	☐	☐	☐	☐
	pm.	☐	☐	☐	☐	☐	☐	☐

Notes

Week Starting:________ Week Finish: ________

Medication & daily dosage	Time	Mon	Tue	Wed	Thu	Fri	Sat	Sun
	am.	☐	☐	☐	☐	☐	☐	☐
	am.	☐	☐	☐	☐	☐	☐	☐
	pm.	☐	☐	☐	☐	☐	☐	☐
	pm.	☐	☐	☐	☐	☐	☐	☐
	am.	☐	☐	☐	☐	☐	☐	☐
	am.	☐	☐	☐	☐	☐	☐	☐
	pm.	☐	☐	☐	☐	☐	☐	☐
	pm.	☐	☐	☐	☐	☐	☐	☐
	am.	☐	☐	☐	☐	☐	☐	☐
	am.	☐	☐	☐	☐	☐	☐	☐
	pm.	☐	☐	☐	☐	☐	☐	☐
	pm.	☐	☐	☐	☐	☐	☐	☐
	am.	☐	☐	☐	☐	☐	☐	☐
	am.	☐	☐	☐	☐	☐	☐	☐
	pm.	☐	☐	☐	☐	☐	☐	☐
	pm.	☐	☐	☐	☐	☐	☐	☐
	am.	☐	☐	☐	☐	☐	☐	☐
	am.	☐	☐	☐	☐	☐	☐	☐
	pm.	☐	☐	☐	☐	☐	☐	☐
	pm.	☐	☐	☐	☐	☐	☐	☐
	am.	☐	☐	☐	☐	☐	☐	☐
	am.	☐	☐	☐	☐	☐	☐	☐
	pm.	☐	☐	☐	☐	☐	☐	☐
	pm.	☐	☐	☐	☐	☐	☐	☐
	am.	☐	☐	☐	☐	☐	☐	☐
	am.	☐	☐	☐	☐	☐	☐	☐
	pm.	☐	☐	☐	☐	☐	☐	☐
	pm.	☐	☐	☐	☐	☐	☐	☐

Notes

Week Starting:________ **Week Finish:** ________

Medication & daily dosage	Time	Mon	Tue	Wed	Thu	Fri	Sat	Sun
	am.	☐	☐	☐	☐	☐	☐	☐
	am.	☐	☐	☐	☐	☐	☐	☐
	pm.	☐	☐	☐	☐	☐	☐	☐
	pm.	☐	☐	☐	☐	☐	☐	☐
	am.	☐	☐	☐	☐	☐	☐	☐
	am.	☐	☐	☐	☐	☐	☐	☐
	pm.	☐	☐	☐	☐	☐	☐	☐
	pm.	☐	☐	☐	☐	☐	☐	☐
	am.	☐	☐	☐	☐	☐	☐	☐
	am.	☐	☐	☐	☐	☐	☐	☐
	pm.	☐	☐	☐	☐	☐	☐	☐
	pm.	☐	☐	☐	☐	☐	☐	☐
	am.	☐	☐	☐	☐	☐	☐	☐
	am.	☐	☐	☐	☐	☐	☐	☐
	pm.	☐	☐	☐	☐	☐	☐	☐
	pm.	☐	☐	☐	☐	☐	☐	☐
	am.	☐	☐	☐	☐	☐	☐	☐
	am.	☐	☐	☐	☐	☐	☐	☐
	pm.	☐	☐	☐	☐	☐	☐	☐
	pm.	☐	☐	☐	☐	☐	☐	☐
	am.	☐	☐	☐	☐	☐	☐	☐
	am.	☐	☐	☐	☐	☐	☐	☐
	pm.	☐	☐	☐	☐	☐	☐	☐
	pm.	☐	☐	☐	☐	☐	☐	☐
	am.	☐	☐	☐	☐	☐	☐	☐
	am.	☐	☐	☐	☐	☐	☐	☐
	pm.	☐	☐	☐	☐	☐	☐	☐
	pm.	☐	☐	☐	☐	☐	☐	☐

Notes

Week Starting:________ Week Finish: ________

Medication & daily dosage	Time	Mon	Tue	Wed	Thu	Fri	Sat	Sun
	am.	☐	☐	☐	☐	☐	☐	☐
	am.	☐	☐	☐	☐	☐	☐	☐
	pm.	☐	☐	☐	☐	☐	☐	☐
	pm.	☐	☐	☐	☐	☐	☐	☐
	am.	☐	☐	☐	☐	☐	☐	☐
	am.	☐	☐	☐	☐	☐	☐	☐
	pm.	☐	☐	☐	☐	☐	☐	☐
	pm.	☐	☐	☐	☐	☐	☐	☐
	am.	☐	☐	☐	☐	☐	☐	☐
	am.	☐	☐	☐	☐	☐	☐	☐
	pm.	☐	☐	☐	☐	☐	☐	☐
	pm.	☐	☐	☐	☐	☐	☐	☐
	am.	☐	☐	☐	☐	☐	☐	☐
	am.	☐	☐	☐	☐	☐	☐	☐
	pm.	☐	☐	☐	☐	☐	☐	☐
	pm.	☐	☐	☐	☐	☐	☐	☐
	am.	☐	☐	☐	☐	☐	☐	☐
	am.	☐	☐	☐	☐	☐	☐	☐
	pm.	☐	☐	☐	☐	☐	☐	☐
	pm.	☐	☐	☐	☐	☐	☐	☐
	am.	☐	☐	☐	☐	☐	☐	☐
	am.	☐	☐	☐	☐	☐	☐	☐
	pm.	☐	☐	☐	☐	☐	☐	☐
	pm.	☐	☐	☐	☐	☐	☐	☐
	am.	☐	☐	☐	☐	☐	☐	☐
	am.	☐	☐	☐	☐	☐	☐	☐
	pm.	☐	☐	☐	☐	☐	☐	☐
	pm.	☐	☐	☐	☐	☐	☐	☐

Notes

Week Starting:________ **Week Finish: ________**

Medication & daily dosage	Time	Mon	Tue	Wed	Thu	Fri	Sat	Sun
	am.	☐	☐	☐	☐	☐	☐	☐
	am.	☐	☐	☐	☐	☐	☐	☐
	pm.	☐	☐	☐	☐	☐	☐	☐
	pm.	☐	☐	☐	☐	☐	☐	☐
	am.	☐	☐	☐	☐	☐	☐	☐
	am.	☐	☐	☐	☐	☐	☐	☐
	pm.	☐	☐	☐	☐	☐	☐	☐
	pm.	☐	☐	☐	☐	☐	☐	☐
	am.	☐	☐	☐	☐	☐	☐	☐
	am.	☐	☐	☐	☐	☐	☐	☐
	pm.	☐	☐	☐	☐	☐	☐	☐
	pm.	☐	☐	☐	☐	☐	☐	☐
	am.	☐	☐	☐	☐	☐	☐	☐
	am.	☐	☐	☐	☐	☐	☐	☐
	pm.	☐	☐	☐	☐	☐	☐	☐
	pm.	☐	☐	☐	☐	☐	☐	☐
	am.	☐	☐	☐	☐	☐	☐	☐
	am.	☐	☐	☐	☐	☐	☐	☐
	pm.	☐	☐	☐	☐	☐	☐	☐
	pm.	☐	☐	☐	☐	☐	☐	☐
	am.	☐	☐	☐	☐	☐	☐	☐
	am.	☐	☐	☐	☐	☐	☐	☐
	pm.	☐	☐	☐	☐	☐	☐	☐
	pm.	☐	☐	☐	☐	☐	☐	☐
	am.	☐	☐	☐	☐	☐	☐	☐
	am.	☐	☐	☐	☐	☐	☐	☐
	pm.	☐	☐	☐	☐	☐	☐	☐
	pm.	☐	☐	☐	☐	☐	☐	☐

Notes

Week Starting:_______ **Week Finish:** _______

Medication & daily dosage	Time	Mon	Tue	Wed	Thu	Fri	Sat	Sun
	am.	☐	☐	☐	☐	☐	☐	☐
	am.	☐	☐	☐	☐	☐	☐	☐
	pm.	☐	☐	☐	☐	☐	☐	☐
	pm.	☐	☐	☐	☐	☐	☐	☐
	am.	☐	☐	☐	☐	☐	☐	☐
	am.	☐	☐	☐	☐	☐	☐	☐
	pm.	☐	☐	☐	☐	☐	☐	☐
	pm.	☐	☐	☐	☐	☐	☐	☐
	am.	☐	☐	☐	☐	☐	☐	☐
	am.	☐	☐	☐	☐	☐	☐	☐
	pm.	☐	☐	☐	☐	☐	☐	☐
	pm.	☐	☐	☐	☐	☐	☐	☐
	am.	☐	☐	☐	☐	☐	☐	☐
	am.	☐	☐	☐	☐	☐	☐	☐
	pm.	☐	☐	☐	☐	☐	☐	☐
	pm.	☐	☐	☐	☐	☐	☐	☐
	am.	☐	☐	☐	☐	☐	☐	☐
	am.	☐	☐	☐	☐	☐	☐	☐
	pm.	☐	☐	☐	☐	☐	☐	☐
	pm.	☐	☐	☐	☐	☐	☐	☐
	am.	☐	☐	☐	☐	☐	☐	☐
	am.	☐	☐	☐	☐	☐	☐	☐
	pm.	☐	☐	☐	☐	☐	☐	☐
	pm.	☐	☐	☐	☐	☐	☐	☐
	am.	☐	☐	☐	☐	☐	☐	☐
	am.	☐	☐	☐	☐	☐	☐	☐
	pm.	☐	☐	☐	☐	☐	☐	☐
	pm.	☐	☐	☐	☐	☐	☐	☐

Notes

Week Starting:_______ **Week Finish:** _______

Medication & daily dosage	Time	Mon	Tue	Wed	Thu	Fri	Sat	Sun
	am.	☐	☐	☐	☐	☐	☐	☐
	am.	☐	☐	☐	☐	☐	☐	☐
	pm.	☐	☐	☐	☐	☐	☐	☐
	pm.	☐	☐	☐	☐	☐	☐	☐
	am.	☐	☐	☐	☐	☐	☐	☐
	am.	☐	☐	☐	☐	☐	☐	☐
	pm.	☐	☐	☐	☐	☐	☐	☐
	pm.	☐	☐	☐	☐	☐	☐	☐
	am.	☐	☐	☐	☐	☐	☐	☐
	am.	☐	☐	☐	☐	☐	☐	☐
	pm.	☐	☐	☐	☐	☐	☐	☐
	pm.	☐	☐	☐	☐	☐	☐	☐
	am.	☐	☐	☐	☐	☐	☐	☐
	am.	☐	☐	☐	☐	☐	☐	☐
	pm.	☐	☐	☐	☐	☐	☐	☐
	pm.	☐	☐	☐	☐	☐	☐	☐
	am.	☐	☐	☐	☐	☐	☐	☐
	am.	☐	☐	☐	☐	☐	☐	☐
	pm.	☐	☐	☐	☐	☐	☐	☐
	pm.	☐	☐	☐	☐	☐	☐	☐
	am.	☐	☐	☐	☐	☐	☐	☐
	am.	☐	☐	☐	☐	☐	☐	☐
	pm.	☐	☐	☐	☐	☐	☐	☐
	pm.	☐	☐	☐	☐	☐	☐	☐
	am.	☐	☐	☐	☐	☐	☐	☐
	am.	☐	☐	☐	☐	☐	☐	☐
	pm.	☐	☐	☐	☐	☐	☐	☐
	pm.	☐	☐	☐	☐	☐	☐	☐

Notes

Week Starting:________ **Week Finish:** ________

Medication & daily dosage	Time	Mon	Tue	Wed	Thu	Fri	Sat	Sun
	am.	☐	☐	☐	☐	☐	☐	☐
	am.	☐	☐	☐	☐	☐	☐	☐
	pm.	☐	☐	☐	☐	☐	☐	☐
	pm.	☐	☐	☐	☐	☐	☐	☐
	am.	☐	☐	☐	☐	☐	☐	☐
	am.	☐	☐	☐	☐	☐	☐	☐
	pm.	☐	☐	☐	☐	☐	☐	☐
	pm.	☐	☐	☐	☐	☐	☐	☐
	am.	☐	☐	☐	☐	☐	☐	☐
	am.	☐	☐	☐	☐	☐	☐	☐
	pm.	☐	☐	☐	☐	☐	☐	☐
	pm.	☐	☐	☐	☐	☐	☐	☐
	am.	☐	☐	☐	☐	☐	☐	☐
	am.	☐	☐	☐	☐	☐	☐	☐
	pm.	☐	☐	☐	☐	☐	☐	☐
	pm.	☐	☐	☐	☐	☐	☐	☐
	am.	☐	☐	☐	☐	☐	☐	☐
	am.	☐	☐	☐	☐	☐	☐	☐
	pm.	☐	☐	☐	☐	☐	☐	☐
	pm.	☐	☐	☐	☐	☐	☐	☐
	am.	☐	☐	☐	☐	☐	☐	☐
	am.	☐	☐	☐	☐	☐	☐	☐
	pm.	☐	☐	☐	☐	☐	☐	☐
	pm.	☐	☐	☐	☐	☐	☐	☐
	am.	☐	☐	☐	☐	☐	☐	☐
	am.	☐	☐	☐	☐	☐	☐	☐
	pm.	☐	☐	☐	☐	☐	☐	☐
	pm.	☐	☐	☐	☐	☐	☐	☐

Notes

Week Starting: ________ **Week Finish:** ________

Medication & daily dosage	Time	Mon	Tue	Wed	Thu	Fri	Sat	Sun
	am.	☐	☐	☐	☐	☐	☐	☐
	am.	☐	☐	☐	☐	☐	☐	☐
	pm.	☐	☐	☐	☐	☐	☐	☐
	pm.	☐	☐	☐	☐	☐	☐	☐
	am.	☐	☐	☐	☐	☐	☐	☐
	am.	☐	☐	☐	☐	☐	☐	☐
	pm.	☐	☐	☐	☐	☐	☐	☐
	pm.	☐	☐	☐	☐	☐	☐	☐
	am.	☐	☐	☐	☐	☐	☐	☐
	am.	☐	☐	☐	☐	☐	☐	☐
	pm.	☐	☐	☐	☐	☐	☐	☐
	pm.	☐	☐	☐	☐	☐	☐	☐
	am.	☐	☐	☐	☐	☐	☐	☐
	am.	☐	☐	☐	☐	☐	☐	☐
	pm.	☐	☐	☐	☐	☐	☐	☐
	pm.	☐	☐	☐	☐	☐	☐	☐
	am.	☐	☐	☐	☐	☐	☐	☐
	am.	☐	☐	☐	☐	☐	☐	☐
	pm.	☐	☐	☐	☐	☐	☐	☐
	pm.	☐	☐	☐	☐	☐	☐	☐
	am.	☐	☐	☐	☐	☐	☐	☐
	am.	☐	☐	☐	☐	☐	☐	☐
	pm.	☐	☐	☐	☐	☐	☐	☐
	pm.	☐	☐	☐	☐	☐	☐	☐
	am.	☐	☐	☐	☐	☐	☐	☐
	am.	☐	☐	☐	☐	☐	☐	☐
	pm.	☐	☐	☐	☐	☐	☐	☐
	pm.	☐	☐	☐	☐	☐	☐	☐

Notes

Week Starting:________ **Week Finish:** _________

Medication & daily dosage	Time	Mon	Tue	Wed	Thu	Fri	Sat	Sun
	am.	☐	☐	☐	☐	☐	☐	☐
	am.	☐	☐	☐	☐	☐	☐	☐
	pm.	☐	☐	☐	☐	☐	☐	☐
	pm.	☐	☐	☐	☐	☐	☐	☐
	am.	☐	☐	☐	☐	☐	☐	☐
	am.	☐	☐	☐	☐	☐	☐	☐
	pm.	☐	☐	☐	☐	☐	☐	☐
	pm.	☐	☐	☐	☐	☐	☐	☐
	am.	☐	☐	☐	☐	☐	☐	☐
	am.	☐	☐	☐	☐	☐	☐	☐
	pm.	☐	☐	☐	☐	☐	☐	☐
	pm.	☐	☐	☐	☐	☐	☐	☐
	am.	☐	☐	☐	☐	☐	☐	☐
	am.	☐	☐	☐	☐	☐	☐	☐
	pm.	☐	☐	☐	☐	☐	☐	☐
	pm.	☐	☐	☐	☐	☐	☐	☐
	am.	☐	☐	☐	☐	☐	☐	☐
	am.	☐	☐	☐	☐	☐	☐	☐
	pm.	☐	☐	☐	☐	☐	☐	☐
	pm.	☐	☐	☐	☐	☐	☐	☐
	am.	☐	☐	☐	☐	☐	☐	☐
	am.	☐	☐	☐	☐	☐	☐	☐
	pm.	☐	☐	☐	☐	☐	☐	☐
	pm.	☐	☐	☐	☐	☐	☐	☐
	am.	☐	☐	☐	☐	☐	☐	☐
	am.	☐	☐	☐	☐	☐	☐	☐
	pm.	☐	☐	☐	☐	☐	☐	☐
	pm.	☐	☐	☐	☐	☐	☐	☐

Notes

Week Starting: ________ **Week Finish:** ________

Medication & daily dosage	Time	Mon	Tue	Wed	Thu	Fri	Sat	Sun
	am.	☐	☐	☐	☐	☐	☐	☐
	am.	☐	☐	☐	☐	☐	☐	☐
	pm.	☐	☐	☐	☐	☐	☐	☐
	pm.	☐	☐	☐	☐	☐	☐	☐
	am.	☐	☐	☐	☐	☐	☐	☐
	am.	☐	☐	☐	☐	☐	☐	☐
	pm.	☐	☐	☐	☐	☐	☐	☐
	pm.	☐	☐	☐	☐	☐	☐	☐
	am.	☐	☐	☐	☐	☐	☐	☐
	am.	☐	☐	☐	☐	☐	☐	☐
	pm.	☐	☐	☐	☐	☐	☐	☐
	pm.	☐	☐	☐	☐	☐	☐	☐
	am.	☐	☐	☐	☐	☐	☐	☐
	am.	☐	☐	☐	☐	☐	☐	☐
	pm.	☐	☐	☐	☐	☐	☐	☐
	pm.	☐	☐	☐	☐	☐	☐	☐
	am.	☐	☐	☐	☐	☐	☐	☐
	am.	☐	☐	☐	☐	☐	☐	☐
	pm.	☐	☐	☐	☐	☐	☐	☐
	pm.	☐	☐	☐	☐	☐	☐	☐
	am.	☐	☐	☐	☐	☐	☐	☐
	am.	☐	☐	☐	☐	☐	☐	☐
	pm.	☐	☐	☐	☐	☐	☐	☐
	pm.	☐	☐	☐	☐	☐	☐	☐
	am.	☐	☐	☐	☐	☐	☐	☐
	am.	☐	☐	☐	☐	☐	☐	☐
	pm.	☐	☐	☐	☐	☐	☐	☐
	pm.	☐	☐	☐	☐	☐	☐	☐

Notes

Week Starting:________ **Week Finish:** ________

Medication & daily dosage	Time	Mon	Tue	Wed	Thu	Fri	Sat	Sun
	am.	☐	☐	☐	☐	☐	☐	☐
	am.	☐	☐	☐	☐	☐	☐	☐
	pm.	☐	☐	☐	☐	☐	☐	☐
	pm.	☐	☐	☐	☐	☐	☐	☐
	am.	☐	☐	☐	☐	☐	☐	☐
	am.	☐	☐	☐	☐	☐	☐	☐
	pm.	☐	☐	☐	☐	☐	☐	☐
	pm.	☐	☐	☐	☐	☐	☐	☐
	am.	☐	☐	☐	☐	☐	☐	☐
	am.	☐	☐	☐	☐	☐	☐	☐
	pm.	☐	☐	☐	☐	☐	☐	☐
	pm.	☐	☐	☐	☐	☐	☐	☐
	am.	☐	☐	☐	☐	☐	☐	☐
	am.	☐	☐	☐	☐	☐	☐	☐
	pm.	☐	☐	☐	☐	☐	☐	☐
	pm.	☐	☐	☐	☐	☐	☐	☐
	am.	☐	☐	☐	☐	☐	☐	☐
	am.	☐	☐	☐	☐	☐	☐	☐
	pm.	☐	☐	☐	☐	☐	☐	☐
	pm.	☐	☐	☐	☐	☐	☐	☐
	am.	☐	☐	☐	☐	☐	☐	☐
	am.	☐	☐	☐	☐	☐	☐	☐
	pm.	☐	☐	☐	☐	☐	☐	☐
	pm.	☐	☐	☐	☐	☐	☐	☐
	am.	☐	☐	☐	☐	☐	☐	☐
	am.	☐	☐	☐	☐	☐	☐	☐
	pm.	☐	☐	☐	☐	☐	☐	☐
	pm.	☐	☐	☐	☐	☐	☐	☐

Notes

Week Starting:________ **Week Finish: ________**

Medication & daily dosage	Time	Mon	Tue	Wed	Thu	Fri	Sat	Sun
	am.	☐	☐	☐	☐	☐	☐	☐
	am.	☐	☐	☐	☐	☐	☐	☐
	pm.	☐	☐	☐	☐	☐	☐	☐
	pm.	☐	☐	☐	☐	☐	☐	☐
	am.	☐	☐	☐	☐	☐	☐	☐
	am.	☐	☐	☐	☐	☐	☐	☐
	pm.	☐	☐	☐	☐	☐	☐	☐
	pm.	☐	☐	☐	☐	☐	☐	☐
	am.	☐	☐	☐	☐	☐	☐	☐
	am.	☐	☐	☐	☐	☐	☐	☐
	pm.	☐	☐	☐	☐	☐	☐	☐
	pm.	☐	☐	☐	☐	☐	☐	☐
	am.	☐	☐	☐	☐	☐	☐	☐
	am.	☐	☐	☐	☐	☐	☐	☐
	pm.	☐	☐	☐	☐	☐	☐	☐
	pm.	☐	☐	☐	☐	☐	☐	☐
	am.	☐	☐	☐	☐	☐	☐	☐
	am.	☐	☐	☐	☐	☐	☐	☐
	pm.	☐	☐	☐	☐	☐	☐	☐
	pm.	☐	☐	☐	☐	☐	☐	☐
	am.	☐	☐	☐	☐	☐	☐	☐
	am.	☐	☐	☐	☐	☐	☐	☐
	pm.	☐	☐	☐	☐	☐	☐	☐
	pm.	☐	☐	☐	☐	☐	☐	☐
	am.	☐	☐	☐	☐	☐	☐	☐
	am.	☐	☐	☐	☐	☐	☐	☐
	pm.	☐	☐	☐	☐	☐	☐	☐
	pm.	☐	☐	☐	☐	☐	☐	☐

Notes

Week Starting:________ **Week Finish:** ________

Medication & daily dosage	Time	Mon	Tue	Wed	Thu	Fri	Sat	Sun
	am.	☐	☐	☐	☐	☐	☐	☐
	am.	☐	☐	☐	☐	☐	☐	☐
	pm.	☐	☐	☐	☐	☐	☐	☐
	pm.	☐	☐	☐	☐	☐	☐	☐
	am.	☐	☐	☐	☐	☐	☐	☐
	am.	☐	☐	☐	☐	☐	☐	☐
	pm.	☐	☐	☐	☐	☐	☐	☐
	pm.	☐	☐	☐	☐	☐	☐	☐
	am.	☐	☐	☐	☐	☐	☐	☐
	am.	☐	☐	☐	☐	☐	☐	☐
	pm.	☐	☐	☐	☐	☐	☐	☐
	pm.	☐	☐	☐	☐	☐	☐	☐
	am.	☐	☐	☐	☐	☐	☐	☐
	am.	☐	☐	☐	☐	☐	☐	☐
	pm.	☐	☐	☐	☐	☐	☐	☐
	pm.	☐	☐	☐	☐	☐	☐	☐
	am.	☐	☐	☐	☐	☐	☐	☐
	am.	☐	☐	☐	☐	☐	☐	☐
	pm.	☐	☐	☐	☐	☐	☐	☐
	pm.	☐	☐	☐	☐	☐	☐	☐
	am.	☐	☐	☐	☐	☐	☐	☐
	am.	☐	☐	☐	☐	☐	☐	☐
	pm.	☐	☐	☐	☐	☐	☐	☐
	pm.	☐	☐	☐	☐	☐	☐	☐
	am.	☐	☐	☐	☐	☐	☐	☐
	am.	☐	☐	☐	☐	☐	☐	☐
	pm.	☐	☐	☐	☐	☐	☐	☐
	pm.	☐	☐	☐	☐	☐	☐	☐

Notes

Week Starting: ________ **Week Finish:** ________

Medication & daily dosage	Time	Mon	Tue	Wed	Thu	Fri	Sat	Sun
	am.	☐	☐	☐	☐	☐	☐	☐
	am.	☐	☐	☐	☐	☐	☐	☐
	pm.	☐	☐	☐	☐	☐	☐	☐
	pm.	☐	☐	☐	☐	☐	☐	☐
	am.	☐	☐	☐	☐	☐	☐	☐
	am.	☐	☐	☐	☐	☐	☐	☐
	pm.	☐	☐	☐	☐	☐	☐	☐
	pm.	☐	☐	☐	☐	☐	☐	☐
	am.	☐	☐	☐	☐	☐	☐	☐
	am.	☐	☐	☐	☐	☐	☐	☐
	pm.	☐	☐	☐	☐	☐	☐	☐
	pm.	☐	☐	☐	☐	☐	☐	☐
	am.	☐	☐	☐	☐	☐	☐	☐
	am.	☐	☐	☐	☐	☐	☐	☐
	pm.	☐	☐	☐	☐	☐	☐	☐
	pm.	☐	☐	☐	☐	☐	☐	☐
	am.	☐	☐	☐	☐	☐	☐	☐
	am.	☐	☐	☐	☐	☐	☐	☐
	pm.	☐	☐	☐	☐	☐	☐	☐
	pm.	☐	☐	☐	☐	☐	☐	☐
	am.	☐	☐	☐	☐	☐	☐	☐
	am.	☐	☐	☐	☐	☐	☐	☐
	pm.	☐	☐	☐	☐	☐	☐	☐
	pm.	☐	☐	☐	☐	☐	☐	☐
	am.	☐	☐	☐	☐	☐	☐	☐
	am.	☐	☐	☐	☐	☐	☐	☐
	pm.	☐	☐	☐	☐	☐	☐	☐
	pm.	☐	☐	☐	☐	☐	☐	☐

Notes

Week Starting:________ **Week Finish:** ________

Medication & daily dosage	Time	Mon	Tue	Wed	Thu	Fri	Sat	Sun
	am.	☐	☐	☐	☐	☐	☐	☐
	am.	☐	☐	☐	☐	☐	☐	☐
	pm.	☐	☐	☐	☐	☐	☐	☐
	pm.	☐	☐	☐	☐	☐	☐	☐
	am.	☐	☐	☐	☐	☐	☐	☐
	am.	☐	☐	☐	☐	☐	☐	☐
	pm.	☐	☐	☐	☐	☐	☐	☐
	pm.	☐	☐	☐	☐	☐	☐	☐
	am.	☐	☐	☐	☐	☐	☐	☐
	am.	☐	☐	☐	☐	☐	☐	☐
	pm.	☐	☐	☐	☐	☐	☐	☐
	pm.	☐	☐	☐	☐	☐	☐	☐
	am.	☐	☐	☐	☐	☐	☐	☐
	am.	☐	☐	☐	☐	☐	☐	☐
	pm.	☐	☐	☐	☐	☐	☐	☐
	pm.	☐	☐	☐	☐	☐	☐	☐
	am.	☐	☐	☐	☐	☐	☐	☐
	am.	☐	☐	☐	☐	☐	☐	☐
	pm.	☐	☐	☐	☐	☐	☐	☐
	pm.	☐	☐	☐	☐	☐	☐	☐
	am.	☐	☐	☐	☐	☐	☐	☐
	am.	☐	☐	☐	☐	☐	☐	☐
	pm.	☐	☐	☐	☐	☐	☐	☐
	pm.	☐	☐	☐	☐	☐	☐	☐
	am.	☐	☐	☐	☐	☐	☐	☐
	am.	☐	☐	☐	☐	☐	☐	☐
	pm.	☐	☐	☐	☐	☐	☐	☐
	pm.	☐	☐	☐	☐	☐	☐	☐

Notes

Week Starting:________ **Week Finish:** ________

Medication & daily dosage	Time	Mon	Tue	Wed	Thu	Fri	Sat	Sun
	am.	☐	☐	☐	☐	☐	☐	☐
	am.	☐	☐	☐	☐	☐	☐	☐
	pm.	☐	☐	☐	☐	☐	☐	☐
	pm.	☐	☐	☐	☐	☐	☐	☐
	am.	☐	☐	☐	☐	☐	☐	☐
	am.	☐	☐	☐	☐	☐	☐	☐
	pm.	☐	☐	☐	☐	☐	☐	☐
	pm.	☐	☐	☐	☐	☐	☐	☐
	am.	☐	☐	☐	☐	☐	☐	☐
	am.	☐	☐	☐	☐	☐	☐	☐
	pm.	☐	☐	☐	☐	☐	☐	☐
	pm.	☐	☐	☐	☐	☐	☐	☐
	am.	☐	☐	☐	☐	☐	☐	☐
	am.	☐	☐	☐	☐	☐	☐	☐
	pm.	☐	☐	☐	☐	☐	☐	☐
	pm.	☐	☐	☐	☐	☐	☐	☐
	am.	☐	☐	☐	☐	☐	☐	☐
	am.	☐	☐	☐	☐	☐	☐	☐
	pm.	☐	☐	☐	☐	☐	☐	☐
	pm.	☐	☐	☐	☐	☐	☐	☐
	am.	☐	☐	☐	☐	☐	☐	☐
	am.	☐	☐	☐	☐	☐	☐	☐
	pm.	☐	☐	☐	☐	☐	☐	☐
	pm.	☐	☐	☐	☐	☐	☐	☐
	am.	☐	☐	☐	☐	☐	☐	☐
	am.	☐	☐	☐	☐	☐	☐	☐
	pm.	☐	☐	☐	☐	☐	☐	☐
	pm.	☐	☐	☐	☐	☐	☐	☐

Notes

Week Starting:________ **Week Finish:** ________

Medication & daily dosage	Time	Mon	Tue	Wed	Thu	Fri	Sat	Sun
	am.	☐	☐	☐	☐	☐	☐	☐
	am.	☐	☐	☐	☐	☐	☐	☐
	pm.	☐	☐	☐	☐	☐	☐	☐
	pm.	☐	☐	☐	☐	☐	☐	☐
	am.	☐	☐	☐	☐	☐	☐	☐
	am.	☐	☐	☐	☐	☐	☐	☐
	pm.	☐	☐	☐	☐	☐	☐	☐
	pm.	☐	☐	☐	☐	☐	☐	☐
	am.	☐	☐	☐	☐	☐	☐	☐
	am.	☐	☐	☐	☐	☐	☐	☐
	pm.	☐	☐	☐	☐	☐	☐	☐
	pm.	☐	☐	☐	☐	☐	☐	☐
	am.	☐	☐	☐	☐	☐	☐	☐
	am.	☐	☐	☐	☐	☐	☐	☐
	pm.	☐	☐	☐	☐	☐	☐	☐
	pm.	☐	☐	☐	☐	☐	☐	☐
	am.	☐	☐	☐	☐	☐	☐	☐
	am.	☐	☐	☐	☐	☐	☐	☐
	pm.	☐	☐	☐	☐	☐	☐	☐
	pm.	☐	☐	☐	☐	☐	☐	☐
	am.	☐	☐	☐	☐	☐	☐	☐
	am.	☐	☐	☐	☐	☐	☐	☐
	pm.	☐	☐	☐	☐	☐	☐	☐
	pm.	☐	☐	☐	☐	☐	☐	☐
	am.	☐	☐	☐	☐	☐	☐	☐
	am.	☐	☐	☐	☐	☐	☐	☐
	pm.	☐	☐	☐	☐	☐	☐	☐
	pm.	☐	☐	☐	☐	☐	☐	☐

Notes

Week Starting:________ **Week Finish:** ________

Medication & daily dosage	Time	Mon	Tue	Wed	Thu	Fri	Sat	Sun
	am.	☐	☐	☐	☐	☐	☐	☐
	am.	☐	☐	☐	☐	☐	☐	☐
	pm.	☐	☐	☐	☐	☐	☐	☐
	pm.	☐	☐	☐	☐	☐	☐	☐
	am.	☐	☐	☐	☐	☐	☐	☐
	am.	☐	☐	☐	☐	☐	☐	☐
	pm.	☐	☐	☐	☐	☐	☐	☐
	pm.	☐	☐	☐	☐	☐	☐	☐
	am.	☐	☐	☐	☐	☐	☐	☐
	am.	☐	☐	☐	☐	☐	☐	☐
	pm.	☐	☐	☐	☐	☐	☐	☐
	pm.	☐	☐	☐	☐	☐	☐	☐
	am.	☐	☐	☐	☐	☐	☐	☐
	am.	☐	☐	☐	☐	☐	☐	☐
	pm.	☐	☐	☐	☐	☐	☐	☐
	pm.	☐	☐	☐	☐	☐	☐	☐
	am.	☐	☐	☐	☐	☐	☐	☐
	am.	☐	☐	☐	☐	☐	☐	☐
	pm.	☐	☐	☐	☐	☐	☐	☐
	pm.	☐	☐	☐	☐	☐	☐	☐
	am.	☐	☐	☐	☐	☐	☐	☐
	am.	☐	☐	☐	☐	☐	☐	☐
	pm.	☐	☐	☐	☐	☐	☐	☐
	pm.	☐	☐	☐	☐	☐	☐	☐
	am.	☐	☐	☐	☐	☐	☐	☐
	am.	☐	☐	☐	☐	☐	☐	☐
	pm.	☐	☐	☐	☐	☐	☐	☐
	pm.	☐	☐	☐	☐	☐	☐	☐

Notes

Week Starting:________ **Week Finish:** ________

Medication & daily dosage	Time	Mon	Tue	Wed	Thu	Fri	Sat	Sun
	am.	☐	☐	☐	☐	☐	☐	☐
	am.	☐	☐	☐	☐	☐	☐	☐
	pm.	☐	☐	☐	☐	☐	☐	☐
	pm.	☐	☐	☐	☐	☐	☐	☐
	am.	☐	☐	☐	☐	☐	☐	☐
	am.	☐	☐	☐	☐	☐	☐	☐
	pm.	☐	☐	☐	☐	☐	☐	☐
	pm.	☐	☐	☐	☐	☐	☐	☐
	am.	☐	☐	☐	☐	☐	☐	☐
	am.	☐	☐	☐	☐	☐	☐	☐
	pm.	☐	☐	☐	☐	☐	☐	☐
	pm.	☐	☐	☐	☐	☐	☐	☐
	am.	☐	☐	☐	☐	☐	☐	☐
	am.	☐	☐	☐	☐	☐	☐	☐
	pm.	☐	☐	☐	☐	☐	☐	☐
	pm.	☐	☐	☐	☐	☐	☐	☐
	am.	☐	☐	☐	☐	☐	☐	☐
	am.	☐	☐	☐	☐	☐	☐	☐
	pm.	☐	☐	☐	☐	☐	☐	☐
	pm.	☐	☐	☐	☐	☐	☐	☐
	am.	☐	☐	☐	☐	☐	☐	☐
	am.	☐	☐	☐	☐	☐	☐	☐
	pm.	☐	☐	☐	☐	☐	☐	☐
	pm.	☐	☐	☐	☐	☐	☐	☐
	am.	☐	☐	☐	☐	☐	☐	☐
	am.	☐	☐	☐	☐	☐	☐	☐
	pm.	☐	☐	☐	☐	☐	☐	☐
	pm.	☐	☐	☐	☐	☐	☐	☐

Notes

Week Starting: ________ **Week Finish:** ________

Medication & daily dosage	Time	Mon	Tue	Wed	Thu	Fri	Sat	Sun
	am.	☐	☐	☐	☐	☐	☐	☐
	am.	☐	☐	☐	☐	☐	☐	☐
	pm.	☐	☐	☐	☐	☐	☐	☐
	pm.	☐	☐	☐	☐	☐	☐	☐
	am.	☐	☐	☐	☐	☐	☐	☐
	am.	☐	☐	☐	☐	☐	☐	☐
	pm.	☐	☐	☐	☐	☐	☐	☐
	pm.	☐	☐	☐	☐	☐	☐	☐
	am.	☐	☐	☐	☐	☐	☐	☐
	am.	☐	☐	☐	☐	☐	☐	☐
	pm.	☐	☐	☐	☐	☐	☐	☐
	pm.	☐	☐	☐	☐	☐	☐	☐
	am.	☐	☐	☐	☐	☐	☐	☐
	am.	☐	☐	☐	☐	☐	☐	☐
	pm.	☐	☐	☐	☐	☐	☐	☐
	pm.	☐	☐	☐	☐	☐	☐	☐
	am.	☐	☐	☐	☐	☐	☐	☐
	am.	☐	☐	☐	☐	☐	☐	☐
	pm.	☐	☐	☐	☐	☐	☐	☐
	pm.	☐	☐	☐	☐	☐	☐	☐
	am.	☐	☐	☐	☐	☐	☐	☐
	am.	☐	☐	☐	☐	☐	☐	☐
	pm.	☐	☐	☐	☐	☐	☐	☐
	pm.	☐	☐	☐	☐	☐	☐	☐
	am.	☐	☐	☐	☐	☐	☐	☐
	am.	☐	☐	☐	☐	☐	☐	☐
	pm.	☐	☐	☐	☐	☐	☐	☐
	pm.	☐	☐	☐	☐	☐	☐	☐

Notes

Week Starting: ________ **Week Finish:** ________

Medication & daily dosage	Time	Mon	Tue	Wed	Thu	Fri	Sat	Sun
	am.	☐	☐	☐	☐	☐	☐	☐
	am.	☐	☐	☐	☐	☐	☐	☐
	pm.	☐	☐	☐	☐	☐	☐	☐
	pm.	☐	☐	☐	☐	☐	☐	☐
	am.	☐	☐	☐	☐	☐	☐	☐
	am.	☐	☐	☐	☐	☐	☐	☐
	pm.	☐	☐	☐	☐	☐	☐	☐
	pm.	☐	☐	☐	☐	☐	☐	☐
	am.	☐	☐	☐	☐	☐	☐	☐
	am.	☐	☐	☐	☐	☐	☐	☐
	pm.	☐	☐	☐	☐	☐	☐	☐
	pm.	☐	☐	☐	☐	☐	☐	☐
	am.	☐	☐	☐	☐	☐	☐	☐
	am.	☐	☐	☐	☐	☐	☐	☐
	pm.	☐	☐	☐	☐	☐	☐	☐
	pm.	☐	☐	☐	☐	☐	☐	☐
	am.	☐	☐	☐	☐	☐	☐	☐
	am.	☐	☐	☐	☐	☐	☐	☐
	pm.	☐	☐	☐	☐	☐	☐	☐
	pm.	☐	☐	☐	☐	☐	☐	☐
	am.	☐	☐	☐	☐	☐	☐	☐
	am.	☐	☐	☐	☐	☐	☐	☐
	pm.	☐	☐	☐	☐	☐	☐	☐
	pm.	☐	☐	☐	☐	☐	☐	☐
	am.	☐	☐	☐	☐	☐	☐	☐
	am.	☐	☐	☐	☐	☐	☐	☐
	pm.	☐	☐	☐	☐	☐	☐	☐
	pm.	☐	☐	☐	☐	☐	☐	☐

Notes

Week Starting:________ **Week Finish:** ________

Medication & daily dosage	Time	Mon	Tue	Wed	Thu	Fri	Sat	Sun
	am.	☐	☐	☐	☐	☐	☐	☐
	am.	☐	☐	☐	☐	☐	☐	☐
	pm.	☐	☐	☐	☐	☐	☐	☐
	pm.	☐	☐	☐	☐	☐	☐	☐
	am.	☐	☐	☐	☐	☐	☐	☐
	am.	☐	☐	☐	☐	☐	☐	☐
	pm.	☐	☐	☐	☐	☐	☐	☐
	pm.	☐	☐	☐	☐	☐	☐	☐
	am.	☐	☐	☐	☐	☐	☐	☐
	am.	☐	☐	☐	☐	☐	☐	☐
	pm.	☐	☐	☐	☐	☐	☐	☐
	pm.	☐	☐	☐	☐	☐	☐	☐
	am.	☐	☐	☐	☐	☐	☐	☐
	am.	☐	☐	☐	☐	☐	☐	☐
	pm.	☐	☐	☐	☐	☐	☐	☐
	pm.	☐	☐	☐	☐	☐	☐	☐
	am.	☐	☐	☐	☐	☐	☐	☐
	am.	☐	☐	☐	☐	☐	☐	☐
	pm.	☐	☐	☐	☐	☐	☐	☐
	pm.	☐	☐	☐	☐	☐	☐	☐
	am.	☐	☐	☐	☐	☐	☐	☐
	am.	☐	☐	☐	☐	☐	☐	☐
	pm.	☐	☐	☐	☐	☐	☐	☐
	pm.	☐	☐	☐	☐	☐	☐	☐
	am.	☐	☐	☐	☐	☐	☐	☐
	am.	☐	☐	☐	☐	☐	☐	☐
	pm.	☐	☐	☐	☐	☐	☐	☐
	pm.	☐	☐	☐	☐	☐	☐	☐

Notes

Week Starting:________ **Week Finish:** ________

Medication & daily dosage	Time	Mon	Tue	Wed	Thu	Fri	Sat	Sun
	am.	☐	☐	☐	☐	☐	☐	☐
	am.	☐	☐	☐	☐	☐	☐	☐
	pm.	☐	☐	☐	☐	☐	☐	☐
	pm.	☐	☐	☐	☐	☐	☐	☐
	am.	☐	☐	☐	☐	☐	☐	☐
	am.	☐	☐	☐	☐	☐	☐	☐
	pm.	☐	☐	☐	☐	☐	☐	☐
	pm.	☐	☐	☐	☐	☐	☐	☐
	am.	☐	☐	☐	☐	☐	☐	☐
	am.	☐	☐	☐	☐	☐	☐	☐
	pm.	☐	☐	☐	☐	☐	☐	☐
	pm.	☐	☐	☐	☐	☐	☐	☐
	am.	☐	☐	☐	☐	☐	☐	☐
	am.	☐	☐	☐	☐	☐	☐	☐
	pm.	☐	☐	☐	☐	☐	☐	☐
	pm.	☐	☐	☐	☐	☐	☐	☐
	am.	☐	☐	☐	☐	☐	☐	☐
	am.	☐	☐	☐	☐	☐	☐	☐
	pm.	☐	☐	☐	☐	☐	☐	☐
	pm.	☐	☐	☐	☐	☐	☐	☐
	am.	☐	☐	☐	☐	☐	☐	☐
	am.	☐	☐	☐	☐	☐	☐	☐
	pm.	☐	☐	☐	☐	☐	☐	☐
	pm.	☐	☐	☐	☐	☐	☐	☐
	am.	☐	☐	☐	☐	☐	☐	☐
	am.	☐	☐	☐	☐	☐	☐	☐
	pm.	☐	☐	☐	☐	☐	☐	☐
	pm.	☐	☐	☐	☐	☐	☐	☐

Notes

Week Starting:_______ **Week Finish:** ________

Medication & daily dosage	Time	Mon	Tue	Wed	Thu	Fri	Sat	Sun
	am.	☐	☐	☐	☐	☐	☐	☐
	am.	☐	☐	☐	☐	☐	☐	☐
	pm.	☐	☐	☐	☐	☐	☐	☐
	pm.	☐	☐	☐	☐	☐	☐	☐
	am.	☐	☐	☐	☐	☐	☐	☐
	am.	☐	☐	☐	☐	☐	☐	☐
	pm.	☐	☐	☐	☐	☐	☐	☐
	pm.	☐	☐	☐	☐	☐	☐	☐
	am.	☐	☐	☐	☐	☐	☐	☐
	am.	☐	☐	☐	☐	☐	☐	☐
	pm.	☐	☐	☐	☐	☐	☐	☐
	pm.	☐	☐	☐	☐	☐	☐	☐
	am.	☐	☐	☐	☐	☐	☐	☐
	am.	☐	☐	☐	☐	☐	☐	☐
	pm.	☐	☐	☐	☐	☐	☐	☐
	pm.	☐	☐	☐	☐	☐	☐	☐
	am.	☐	☐	☐	☐	☐	☐	☐
	am.	☐	☐	☐	☐	☐	☐	☐
	pm.	☐	☐	☐	☐	☐	☐	☐
	pm.	☐	☐	☐	☐	☐	☐	☐
	am.	☐	☐	☐	☐	☐	☐	☐
	am.	☐	☐	☐	☐	☐	☐	☐
	pm.	☐	☐	☐	☐	☐	☐	☐
	pm.	☐	☐	☐	☐	☐	☐	☐
	am.	☐	☐	☐	☐	☐	☐	☐
	am.	☐	☐	☐	☐	☐	☐	☐
	pm.	☐	☐	☐	☐	☐	☐	☐
	pm.	☐	☐	☐	☐	☐	☐	☐

Notes

Week Starting:________ **Week Finish:** ________

Medication & daily dosage	Time	Mon	Tue	Wed	Thu	Fri	Sat	Sun
	am.	☐	☐	☐	☐	☐	☐	☐
	am.	☐	☐	☐	☐	☐	☐	☐
	pm.	☐	☐	☐	☐	☐	☐	☐
	pm.	☐	☐	☐	☐	☐	☐	☐
	am.	☐	☐	☐	☐	☐	☐	☐
	am.	☐	☐	☐	☐	☐	☐	☐
	pm.	☐	☐	☐	☐	☐	☐	☐
	pm.	☐	☐	☐	☐	☐	☐	☐
	am.	☐	☐	☐	☐	☐	☐	☐
	am.	☐	☐	☐	☐	☐	☐	☐
	pm.	☐	☐	☐	☐	☐	☐	☐
	pm.	☐	☐	☐	☐	☐	☐	☐
	am.	☐	☐	☐	☐	☐	☐	☐
	am.	☐	☐	☐	☐	☐	☐	☐
	pm.	☐	☐	☐	☐	☐	☐	☐
	pm.	☐	☐	☐	☐	☐	☐	☐
	am.	☐	☐	☐	☐	☐	☐	☐
	am.	☐	☐	☐	☐	☐	☐	☐
	pm.	☐	☐	☐	☐	☐	☐	☐
	pm.	☐	☐	☐	☐	☐	☐	☐
	am.	☐	☐	☐	☐	☐	☐	☐
	am.	☐	☐	☐	☐	☐	☐	☐
	pm.	☐	☐	☐	☐	☐	☐	☐
	pm.	☐	☐	☐	☐	☐	☐	☐
	am.	☐	☐	☐	☐	☐	☐	☐
	am.	☐	☐	☐	☐	☐	☐	☐
	pm.	☐	☐	☐	☐	☐	☐	☐
	pm.	☐	☐	☐	☐	☐	☐	☐

Notes

Week Starting:_______ **Week Finish:** _______

Medication & daily dosage	Time	Mon	Tue	Wed	Thu	Fri	Sat	Sun
	am.	☐	☐	☐	☐	☐	☐	☐
	am.	☐	☐	☐	☐	☐	☐	☐
	pm.	☐	☐	☐	☐	☐	☐	☐
	pm.	☐	☐	☐	☐	☐	☐	☐
	am.	☐	☐	☐	☐	☐	☐	☐
	am.	☐	☐	☐	☐	☐	☐	☐
	pm.	☐	☐	☐	☐	☐	☐	☐
	pm.	☐	☐	☐	☐	☐	☐	☐
	am.	☐	☐	☐	☐	☐	☐	☐
	am.	☐	☐	☐	☐	☐	☐	☐
	pm.	☐	☐	☐	☐	☐	☐	☐
	pm.	☐	☐	☐	☐	☐	☐	☐
	am.	☐	☐	☐	☐	☐	☐	☐
	am.	☐	☐	☐	☐	☐	☐	☐
	pm.	☐	☐	☐	☐	☐	☐	☐
	pm.	☐	☐	☐	☐	☐	☐	☐
	am.	☐	☐	☐	☐	☐	☐	☐
	am.	☐	☐	☐	☐	☐	☐	☐
	pm.	☐	☐	☐	☐	☐	☐	☐
	pm.	☐	☐	☐	☐	☐	☐	☐
	am.	☐	☐	☐	☐	☐	☐	☐
	am.	☐	☐	☐	☐	☐	☐	☐
	pm.	☐	☐	☐	☐	☐	☐	☐
	pm.	☐	☐	☐	☐	☐	☐	☐
	am.	☐	☐	☐	☐	☐	☐	☐
	am.	☐	☐	☐	☐	☐	☐	☐
	pm.	☐	☐	☐	☐	☐	☐	☐
	pm.	☐	☐	☐	☐	☐	☐	☐

Notes

Week Starting:_______ **Week Finish:** ________

Medication & daily dosage	Time	Mon	Tue	Wed	Thu	Fri	Sat	Sun
	am.	☐	☐	☐	☐	☐	☐	☐
	am.	☐	☐	☐	☐	☐	☐	☐
	pm.	☐	☐	☐	☐	☐	☐	☐
	pm.	☐	☐	☐	☐	☐	☐	☐
	am.	☐	☐	☐	☐	☐	☐	☐
	am.	☐	☐	☐	☐	☐	☐	☐
	pm.	☐	☐	☐	☐	☐	☐	☐
	pm.	☐	☐	☐	☐	☐	☐	☐
	am.	☐	☐	☐	☐	☐	☐	☐
	am.	☐	☐	☐	☐	☐	☐	☐
	pm.	☐	☐	☐	☐	☐	☐	☐
	pm.	☐	☐	☐	☐	☐	☐	☐
	am.	☐	☐	☐	☐	☐	☐	☐
	am.	☐	☐	☐	☐	☐	☐	☐
	pm.	☐	☐	☐	☐	☐	☐	☐
	pm.	☐	☐	☐	☐	☐	☐	☐
	am.	☐	☐	☐	☐	☐	☐	☐
	am.	☐	☐	☐	☐	☐	☐	☐
	pm.	☐	☐	☐	☐	☐	☐	☐
	pm.	☐	☐	☐	☐	☐	☐	☐
	am.	☐	☐	☐	☐	☐	☐	☐
	am.	☐	☐	☐	☐	☐	☐	☐
	pm.	☐	☐	☐	☐	☐	☐	☐
	pm.	☐	☐	☐	☐	☐	☐	☐
	am.	☐	☐	☐	☐	☐	☐	☐
	am.	☐	☐	☐	☐	☐	☐	☐
	pm.	☐	☐	☐	☐	☐	☐	☐
	pm.	☐	☐	☐	☐	☐	☐	☐

Notes

Week Starting:________ **Week Finish:** _________

Medication & daily dosage	Time	Mon	Tue	Wed	Thu	Fri	Sat	Sun
	am.	☐	☐	☐	☐	☐	☐	☐
	am.	☐	☐	☐	☐	☐	☐	☐
	pm.	☐	☐	☐	☐	☐	☐	☐
	pm.	☐	☐	☐	☐	☐	☐	☐
	am.	☐	☐	☐	☐	☐	☐	☐
	am.	☐	☐	☐	☐	☐	☐	☐
	pm.	☐	☐	☐	☐	☐	☐	☐
	pm.	☐	☐	☐	☐	☐	☐	☐
	am.	☐	☐	☐	☐	☐	☐	☐
	am.	☐	☐	☐	☐	☐	☐	☐
	pm.	☐	☐	☐	☐	☐	☐	☐
	pm.	☐	☐	☐	☐	☐	☐	☐
	am.	☐	☐	☐	☐	☐	☐	☐
	am.	☐	☐	☐	☐	☐	☐	☐
	pm.	☐	☐	☐	☐	☐	☐	☐
	pm.	☐	☐	☐	☐	☐	☐	☐
	am.	☐	☐	☐	☐	☐	☐	☐
	am.	☐	☐	☐	☐	☐	☐	☐
	pm.	☐	☐	☐	☐	☐	☐	☐
	pm.	☐	☐	☐	☐	☐	☐	☐
	am.	☐	☐	☐	☐	☐	☐	☐
	am.	☐	☐	☐	☐	☐	☐	☐
	pm.	☐	☐	☐	☐	☐	☐	☐
	pm.	☐	☐	☐	☐	☐	☐	☐
	am.	☐	☐	☐	☐	☐	☐	☐
	am.	☐	☐	☐	☐	☐	☐	☐
	pm.	☐	☐	☐	☐	☐	☐	☐
	pm.	☐	☐	☐	☐	☐	☐	☐

Notes

Week Starting: ________ **Week Finish:** ________

Medication & daily dosage	Time	Mon	Tue	Wed	Thu	Fri	Sat	Sun
	am.	☐	☐	☐	☐	☐	☐	☐
	am.	☐	☐	☐	☐	☐	☐	☐
	pm.	☐	☐	☐	☐	☐	☐	☐
	pm.	☐	☐	☐	☐	☐	☐	☐
	am.	☐	☐	☐	☐	☐	☐	☐
	am.	☐	☐	☐	☐	☐	☐	☐
	pm.	☐	☐	☐	☐	☐	☐	☐
	pm.	☐	☐	☐	☐	☐	☐	☐
	am.	☐	☐	☐	☐	☐	☐	☐
	am.	☐	☐	☐	☐	☐	☐	☐
	pm.	☐	☐	☐	☐	☐	☐	☐
	pm.	☐	☐	☐	☐	☐	☐	☐
	am.	☐	☐	☐	☐	☐	☐	☐
	am.	☐	☐	☐	☐	☐	☐	☐
	pm.	☐	☐	☐	☐	☐	☐	☐
	pm.	☐	☐	☐	☐	☐	☐	☐
	am.	☐	☐	☐	☐	☐	☐	☐
	am.	☐	☐	☐	☐	☐	☐	☐
	pm.	☐	☐	☐	☐	☐	☐	☐
	pm.	☐	☐	☐	☐	☐	☐	☐
	am.	☐	☐	☐	☐	☐	☐	☐
	am.	☐	☐	☐	☐	☐	☐	☐
	pm.	☐	☐	☐	☐	☐	☐	☐
	pm.	☐	☐	☐	☐	☐	☐	☐
	am.	☐	☐	☐	☐	☐	☐	☐
	am.	☐	☐	☐	☐	☐	☐	☐
	pm.	☐	☐	☐	☐	☐	☐	☐
	pm.	☐	☐	☐	☐	☐	☐	☐

Notes

Week Starting:________ **Week Finish:** ________

Medication & daily dosage	Time	Mon	Tue	Wed	Thu	Fri	Sat	Sun
	am.	☐	☐	☐	☐	☐	☐	☐
	am.	☐	☐	☐	☐	☐	☐	☐
	pm.	☐	☐	☐	☐	☐	☐	☐
	pm.	☐	☐	☐	☐	☐	☐	☐
	am.	☐	☐	☐	☐	☐	☐	☐
	am.	☐	☐	☐	☐	☐	☐	☐
	pm.	☐	☐	☐	☐	☐	☐	☐
	pm.	☐	☐	☐	☐	☐	☐	☐
	am.	☐	☐	☐	☐	☐	☐	☐
	am.	☐	☐	☐	☐	☐	☐	☐
	pm.	☐	☐	☐	☐	☐	☐	☐
	pm.	☐	☐	☐	☐	☐	☐	☐
	am.	☐	☐	☐	☐	☐	☐	☐
	am.	☐	☐	☐	☐	☐	☐	☐
	pm.	☐	☐	☐	☐	☐	☐	☐
	pm.	☐	☐	☐	☐	☐	☐	☐
	am.	☐	☐	☐	☐	☐	☐	☐
	am.	☐	☐	☐	☐	☐	☐	☐
	pm.	☐	☐	☐	☐	☐	☐	☐
	pm.	☐	☐	☐	☐	☐	☐	☐
	am.	☐	☐	☐	☐	☐	☐	☐
	am.	☐	☐	☐	☐	☐	☐	☐
	pm.	☐	☐	☐	☐	☐	☐	☐
	pm.	☐	☐	☐	☐	☐	☐	☐
	am.	☐	☐	☐	☐	☐	☐	☐
	am.	☐	☐	☐	☐	☐	☐	☐
	pm.	☐	☐	☐	☐	☐	☐	☐
	pm.	☐	☐	☐	☐	☐	☐	☐

Notes

Week Starting:________ **Week Finish: ________**

Medication & daily dosage	Time	Mon	Tue	Wed	Thu	Fri	Sat	Sun
	am.	☐	☐	☐	☐	☐	☐	☐
	am.	☐	☐	☐	☐	☐	☐	☐
	pm.	☐	☐	☐	☐	☐	☐	☐
	pm.	☐	☐	☐	☐	☐	☐	☐
	am.	☐	☐	☐	☐	☐	☐	☐
	am.	☐	☐	☐	☐	☐	☐	☐
	pm.	☐	☐	☐	☐	☐	☐	☐
	pm.	☐	☐	☐	☐	☐	☐	☐
	am.	☐	☐	☐	☐	☐	☐	☐
	am.	☐	☐	☐	☐	☐	☐	☐
	pm.	☐	☐	☐	☐	☐	☐	☐
	pm.	☐	☐	☐	☐	☐	☐	☐
	am.	☐	☐	☐	☐	☐	☐	☐
	am.	☐	☐	☐	☐	☐	☐	☐
	pm.	☐	☐	☐	☐	☐	☐	☐
	pm.	☐	☐	☐	☐	☐	☐	☐
	am.	☐	☐	☐	☐	☐	☐	☐
	am.	☐	☐	☐	☐	☐	☐	☐
	pm.	☐	☐	☐	☐	☐	☐	☐
	pm.	☐	☐	☐	☐	☐	☐	☐
	am.	☐	☐	☐	☐	☐	☐	☐
	am.	☐	☐	☐	☐	☐	☐	☐
	pm.	☐	☐	☐	☐	☐	☐	☐
	pm.	☐	☐	☐	☐	☐	☐	☐
	am.	☐	☐	☐	☐	☐	☐	☐
	am.	☐	☐	☐	☐	☐	☐	☐
	pm.	☐	☐	☐	☐	☐	☐	☐
	pm.	☐	☐	☐	☐	☐	☐	☐

Notes

Week Starting:________ **Week Finish: ________**

Medication & daily dosage	Time	Mon	Tue	Wed	Thu	Fri	Sat	Sun
	am.	☐	☐	☐	☐	☐	☐	☐
	am.	☐	☐	☐	☐	☐	☐	☐
	pm.	☐	☐	☐	☐	☐	☐	☐
	pm.	☐	☐	☐	☐	☐	☐	☐
	am.	☐	☐	☐	☐	☐	☐	☐
	am.	☐	☐	☐	☐	☐	☐	☐
	pm.	☐	☐	☐	☐	☐	☐	☐
	pm.	☐	☐	☐	☐	☐	☐	☐
	am.	☐	☐	☐	☐	☐	☐	☐
	am.	☐	☐	☐	☐	☐	☐	☐
	pm.	☐	☐	☐	☐	☐	☐	☐
	pm.	☐	☐	☐	☐	☐	☐	☐
	am.	☐	☐	☐	☐	☐	☐	☐
	am.	☐	☐	☐	☐	☐	☐	☐
	pm.	☐	☐	☐	☐	☐	☐	☐
	pm.	☐	☐	☐	☐	☐	☐	☐
	am.	☐	☐	☐	☐	☐	☐	☐
	am.	☐	☐	☐	☐	☐	☐	☐
	pm.	☐	☐	☐	☐	☐	☐	☐
	pm.	☐	☐	☐	☐	☐	☐	☐
	am.	☐	☐	☐	☐	☐	☐	☐
	am.	☐	☐	☐	☐	☐	☐	☐
	pm.	☐	☐	☐	☐	☐	☐	☐
	pm.	☐	☐	☐	☐	☐	☐	☐
	am.	☐	☐	☐	☐	☐	☐	☐
	am.	☐	☐	☐	☐	☐	☐	☐
	pm.	☐	☐	☐	☐	☐	☐	☐
	pm.	☐	☐	☐	☐	☐	☐	☐

Notes

Week Starting:________ **Week Finish:** ________

Medication & daily dosage	Time	Mon	Tue	Wed	Thu	Fri	Sat	Sun
	am.	☐	☐	☐	☐	☐	☐	☐
	am.	☐	☐	☐	☐	☐	☐	☐
	pm.	☐	☐	☐	☐	☐	☐	☐
	pm.	☐	☐	☐	☐	☐	☐	☐
	am.	☐	☐	☐	☐	☐	☐	☐
	am.	☐	☐	☐	☐	☐	☐	☐
	pm.	☐	☐	☐	☐	☐	☐	☐
	pm.	☐	☐	☐	☐	☐	☐	☐
	am.	☐	☐	☐	☐	☐	☐	☐
	am.	☐	☐	☐	☐	☐	☐	☐
	pm.	☐	☐	☐	☐	☐	☐	☐
	pm.	☐	☐	☐	☐	☐	☐	☐
	am.	☐	☐	☐	☐	☐	☐	☐
	am.	☐	☐	☐	☐	☐	☐	☐
	pm.	☐	☐	☐	☐	☐	☐	☐
	pm.	☐	☐	☐	☐	☐	☐	☐
	am.	☐	☐	☐	☐	☐	☐	☐
	am.	☐	☐	☐	☐	☐	☐	☐
	pm.	☐	☐	☐	☐	☐	☐	☐
	pm.	☐	☐	☐	☐	☐	☐	☐
	am.	☐	☐	☐	☐	☐	☐	☐
	am.	☐	☐	☐	☐	☐	☐	☐
	pm.	☐	☐	☐	☐	☐	☐	☐
	pm.	☐	☐	☐	☐	☐	☐	☐
	am.	☐	☐	☐	☐	☐	☐	☐
	am.	☐	☐	☐	☐	☐	☐	☐
	pm.	☐	☐	☐	☐	☐	☐	☐
	pm.	☐	☐	☐	☐	☐	☐	☐

Notes

Thank you!

WE ARE GLAD THAT YOU PURCHASED OUR BOOK!
PLEASE LET US KNOW HOW WE CAN IMPROVE IT!
YOUR FEEDBACK IS ESSENTIAL TO US.

Contact us at:

log'Sin@gmail.com

JUST TITLE THE EMAIL 'CREATIVE' AND WE WILL GIVE YOU SOME EXTRA SURPRISES!

www.ingramcontent.com/pod-product-compliance
Lightning Source LLC
Chambersburg PA
CBHW071722210326
41597CB00017B/2558
9781803852393